CONTENTS

DR. GABRIELE BURACCHI

DIETA ZONA PER TUTTA LA FAMIGLIA

ESSERE IN ZONA A TUTTE LE ETÀ
MANUALE PRATICO CON MENU'

Dr. Gabriele Buracchi
Nutrizionista e Psicologo

LA DIETA ZONA: UNA PANORAMICA COMPLETA

La **Dieta Zona** [1] è popolare da diversi decenni, a partire da metà degli anni,'90 quando il Prof Barry Sears[2] cominciò a far conoscere i suoi studi in proposito tramite il libro "The Zone: A Dietary Road Map" nel 1995.

In sintesi, la **Zona** incoraggia le persone a mangiare una certa quantità di proteine, carboidrati e grassi ad ogni pasto per ridurre l'infiammazione nel corpo, tra gli altri benefici per la salute.

La Zona, è bene precisarlo subito, non è una delle tante diete dimagranti fatte per perdere qualche chilo e per essere abbandonate dopo poco, in modo da ingrassare di nuovo più di prima.

La Zona nasce come uno stile alimentare da mantenere tutta la vita, divenendo uno stile di vita che implica anche attività fisica e tecniche di rilassamento.

La **Zona** può diventare il giusto modo di mangiare a partire dalla fine dello svezzamento.

È anche il miglior modo di mangiare per la donna in gravidanza e in allattamento, eliminando così il rischio di diabete gravidico e assumendo tutti i principi nutritivi necessari al bambino in via di formazione.

Questo libro fornisce una panoramica dettagliata della dieta Zona, incluso come seguirla, i suoi vantaggi, dando nella seconda parte delle precise indicazioni pratiche di pasti per tutta la famiglia con esempi anche quantitativi oltre che qualitativi

COS'È LA DIETA ZONA?

La dieta a zona propone di mantenere un rapporto specifico di 40% di carboidrati , 30% di proteine e 30% di grassi.

Oltre a queste indicazioni quantitative, la Zona dà, ovviamente, anche indicazioni qualitative.

Ad esempio i carboidrati dovrebbero avere un basso Indice Glicemico [3],[4], il che significa che forniscono un lento rilascio di zucchero nel sangue per mantenere sazio più a lungo e per accumularsi negli adipociti, cioè nelle cellule grasse, più difficilmente.

Le proteine dovrebbero essere magre e i grassi dovrebbero essere per lo più monoinsaturi e polinsaturi. Ovviamente i grassi trans o idrogenati sono da abolire.

Il dottor Sears ha sviluppato questa dieta dopo aver perso i membri della famiglia per morte prematura per attacchi di cuore e sentiva di essere a rischio a meno che non trovasse un modo per combatterlo.

La dieta Zona è in grado di ridurre l'infiammazione [5] nel corpo.

Questo non è di poco conto dato che è ormai sempre

più universalmente riconosciuto come l'infiammazione sia la ragione per cui le persone aumentano di peso, si ammalano e invecchiano più velocemente.

Riducendo l'infiammazione sarà più facile perdere grasso se necessario, ma soprattutto si alzeranno le difese immunitarie e si ridurrà il rischio di malattie cardiocircolatorie, migliorando anche le prestazioni fisiche e sessuali.

COME SI SEGUE LA DIETA ZONA?

La Dieta Zona, come detto, anche se fa dimagrire se necessario, non vuole essere una dieta dimagrante ed è pensata per essere seguita per tutta la vita.

Il libro contiene anche le importanti tabelle dei miniblocchi della Zona.

Esistono due modi per seguire la dieta Zona: il metodo dei blocchi alimentari o quello ad occhio. Entrambi sono illustrati in dettaglio più oltre.

Molti iniziano con il metodo ad occhio [6] anche se io, proprio anche a livello familiare,consiglio di iniziare con il metodo della Zona in 6 settimane [7], metodo che consente di coinvolgere tutta la famiglia verso una meta da raggiungere, per arrivare poi all'utilizzo dei blocchi alimentari Zona.

Dobbiamo comunque conoscere anche il metodo ad occhio, utile quando si mangia fuori.

Per approfondire: LA DIETA ZONA IN 6 SETTIMANE [8]

METODO DEL BLOCCO DELLA ZONA

I blocchi alimentari, metodo proprio della dieta Zona e messo a punto dal prof. Barry Sears, ti consentono di personalizzare la dieta Zona in base al tuo corpo calcolando quanti grammi di proteine, carboidrati e grassi puoi assumere al giorno.

Il numero di blocchi della Zona che dovresti mangiare al giorno dipende dalla tua massa magra e dal tipo di attività fisica svolta.

Per l'attività fisica si usano i seguenti parametri.

1) **SEDENTARIO PURO** (divano, sedia, televisione, pantofole) = **1,1**

2) **LAVORO TRANQUILLO SENZA ALCUNA ATTIVITÀ FISICA = 1,3**

3) **LAVORO PIÙ ATTIVITÀ FISICA LEGGERA = 1,5**

4) **PERSONE CHE SVOLGONO LAVORI STRESSANTI E CHE SI ALLENANO REGOLARMENTE ALMENO TRE VOLTE A SETTIMANA O CHE PRATICANO**

COSTANTEMENTE UNO SPORT = 1,7

5) LAVORO PIÙ ALLENAMENTO ATLETICO QUOTIDIANO = 1,9

6) ALLENAMENTO QUOTIDIANO PESANTE = 2,1

7) ALLENAMENTO PARTICOLARMENTE INTENSO A SCOPO AGONISTICO E PROFESSIONALE, CON ATTIVITÀ DI TIPO ANAEROBICO = 2,3

Stabilito questo non resta che da moltiplicare il valore della massa magra per il valore scelto dividendo il tutto per 7 ed arrotondando sempre all'unità superiore.

Così se ad esempio una donna con 49,126 kg di massa magra sceglie lavoro più attività fisica leggera = 1,5, allora 49,126 x 1,5 = 73,689 : 7 = 10,527 blocchi che si arrotonda a 11.

Di solito comunque non si scende sotto gli 11 blocchi.
Naturalmente, come si dice altrove, per bambini e ragazzi si può anche scendere al di sotto di 11.
Molto più semplicemente puoi andare al mio sito e fare il test che ti dirà la percentuale di massa

grassa e molti altri parametri importanti https://dietazonaonline.com/fai-il-test.

Il maschio medio mangia 13/14 blocchi della Zona al giorno, mentre la femmina media mangia 11/12 blocchi al giorno sempre con le differenze legate all'attività fisica.

Un pasto principale come la colazione, di solito vale 2 o 3 blocchi mentre pranzo o cena vale 3/5 blocchi, ed uno spuntino vale 1/2 blocchi in base al fabbisogno giornaliero.

Per i bambini ed i ragazzi ancora in accrescimento diventa più difficile stabilire la massa magra e di conseguenza il numero di blocchi.

Ma con un poca di attenzione possiamo procedere in modo empirico, fornendo colazioni e spuntini da 1 blocco e pranzi e cena da 3.

Se si sviluppano problemi di fame, allora si aumenta immediatamente la colazione a 2 blocchi e magari lo spuntino tra colazione e pranzo a due, procedendo così in pochi giorni si stabiliscono le dosi giuste.

Ogni blocco della Zona è composto da 1 blocchetto o miniblocco di proteine, 1 di grassi e 1 di carboidrati .

-Mini-Blocco proteine P : *contiene 7 grammi di proteine.*

-Mini-Blocco carboidrati C : *contiene 9 grammi di*

carboidrati .

-Mini-Blocco grassi G : *contiene 3 grammi di grasso.*
(spesso si riduce il valore alla metà se nelle proteine è già contenuto del grasso come di solito avviene in quelle di origine animale)

I MIGLIORI ALIMENTI PER LA DIETA ZONA

Molte delle scelte alimentari favorevoli della dieta Zona sono simili a quelle della **dieta Mediterranea**, che è una delle diete più salutari del pianeta.

Infatti, il creatore della Dieta Zona ha anche pubblicato un libro intitolato *The Mediterranean Zone*, in cui mostra le somiglianze e i benefici delle due diete.

Per approfondire le sovrapposizioni tra queste due diete: La dieta Mediterranea in Zona: Mediterranea e Zona- Due diete che si integrano tra loro perfettamente [9]

PROTEINE

Si consiglia che le proteine di origine animale nella dieta Zona siano magre con l'eccezione di quelle provenienti da pesce, in particolare da pesce grasso come il pesce grasso come quello azzurro ed il salmone non di allevamento.

È utile che almeno una parte delle proteine siano di origine vegetale come i legumi.

Le buone opzioni includono:

-Manzo magro, maiale, agnello, vitello e selvaggina

-Petto di pollo e tacchino senza pelle

- e crostacei

-Proteine vegetariane, tofu, altri prodotti a base di soia, lupino e legumi in anche frutta secca

-Albumi

-Formaggi magri, ricotta

-Latte magro e yogurt, particolarmente interessante lo yogurt greco

GRASSI

La dieta Zona incoraggia la scelta di grassi monoinsaturi e polinsaturi della serie omega-3. Le buone opzioni includono:

-Avocado

-Frutta a guscio, come macadamia, arachidi, -anacardi, mandorle, pistacchi, noci

-Burro di arachidi, facendo attenzione che non contenga aggiunte

-Olio d'oliva

-Grassi polinsaturi provenienti da pesci grassi

Se non si consuma pesce e frutta secca può convenire di pensare ad una integrazione con omega 3.

CARBOIDRATI

La Dieta Zona privilegia verdure a basso indice glicemico e frutta.

Le buone opzioni includono:

Frutta come bacche, mele, arance, prugne e altro ancora

Verdure come cetrioli, peperoni, spinaci, pomodori, funghi, zucca gialla, ceci e altro ancora

Cereali sotto forma integrale e mai in grande quantità

COSA È MENO CONSIGLIATO

Come si vede dalle Tabelle dei Miniblocchi che si trovano più oltre, la dieta Zona non esclude nulla a priori, anche se alcuni alimenti non sono consigliati e sono comunque da consumare solo occasionalmente.

Dobbiamo peraltro essere consapevoli che non esiste niente di più appetibile di quello che è vietato.

D'altra parte dobbiamo anche essere consapevoli che alcune scelte alimentari sono considerate sfavorevoli perché promuovono l'infiammazione.

La consapevolezza è la base di una corretta alimentazione e comunque di una vita sana.

Sono da consumare meno spesso

- **Verdure ad alto contenuto di zucchero o amidacei** come piselli, mais, patate.

Sono da guardare con sospetto e quindi da consumare in maniera assolutamente occasionale.

-**Carboidrati raffinati e trasformati** : pane, pasta, tagliatelle e altri prodotti a base di farina bianca.

Gli equivalenti integrali sono solo leggermente migliori.

Ancora peggiori sono **altri alimenti trasformati come** cereali per la colazione e muffin, ma anche **alimenti con zuccheri aggiunti:** come caramelle, torte, dolci e biscotti.

Assolutamente sconsigliate sono le bevande analcoliche sia quelle con zucchero sia quelle con dolcificanti, **a pieno titolo da considerare cibo spazzatura** e molto pericolose per la salute.

Anche gli alcolici sono assolutamente sconsigliati.

Può essere tollerato, in piccole dosi, il vino ma da conteggiare tra i miniblocchi di Carboidrati.

Ridurre al minimo caffè e tè, comunque senz azucchero aggiunto

L'acqua è la bevanda propria degli esseri umani e dovrebbe essere consumata da 1,5 a 2 litri al giorno, valore da aggiustare in base alle situazioni ambientali.

CONOSCERE BLOCCO E MINIBLOCCHI.

Qui sintetizzo in modo semplice il significato di quella che è l'unità di misura della Dieta Zona.

 Il questo capitolo vediamo in dettaglio:

-Utilità del Blocco per costruire i pasti

-Come è strutturato un Blocco

-Il significato di 40/30/30

-2 esempi pratici di uso dei Blocchi

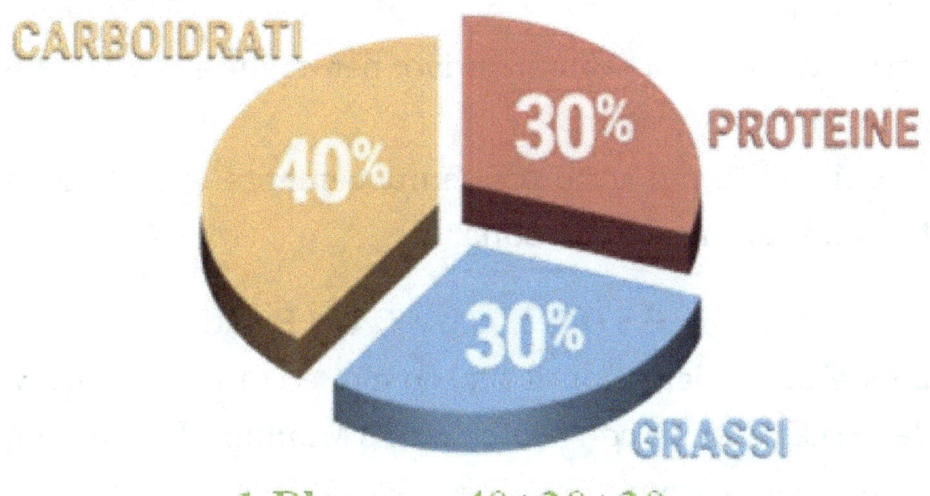

UTILITÀ DEL BLOCCO PER COSTRUIRE I PASTI

Alcuni credono che la Dieta Zona sia troppo complicata, troppo cervellotica.

Secondo me è vero assolutamente il contrario.

Se ci pensiamo un attimo, ci rendiamo conto che il presupposto della Zona da rispettare, in fondo, è solo uno, cioè la sua unità di misura, il Blocco.

Proviamo per un attimo a pensare di dover misurare una lunghezza senza sapere cosa è un Metro e come è diviso in Centimetri o di dover misurare un peso senza sapere cosa sia il Chilogrammo e la sua divisione in Ettogrammi.

Sarebbe molto difficile, ma questo vale anche per l'alimentazione.

Serve un criterio quantitativo per stabilire il giusto rapporto tra nutrienti.

Quelli qualitativi sono poi semplicemente visibili nella Piramide alimentare in Zona.

COME È STRUTTURATO UN BLOCCO

Lo stesso avviene con il Blocco che è l'unità di misura della Dieta Zona e con i Blocchetti o Miniblocchi che sono le sue suddivisioni.

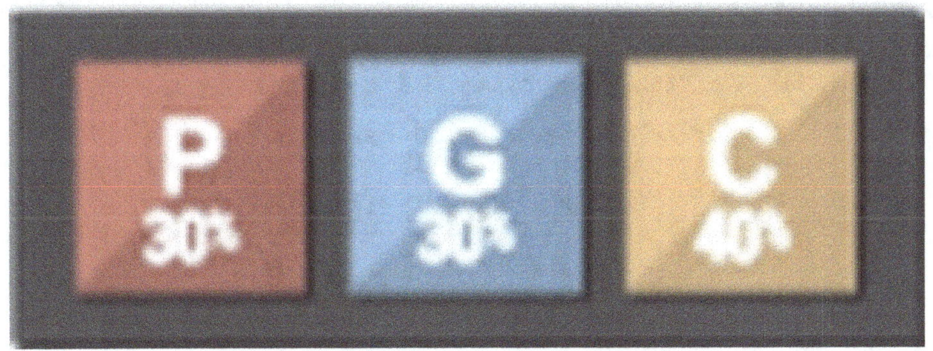

Da dove nasce questa unità di misura?

Dal semplice fatto che la Dieta Zona ci dice che tutte le volte che mangiamo, indipendentemente dalla quantità, il rapporto tra i tre Nutrienti, Carboidrati, Proteine e Grassi deve stare sempre nella stessa proporzione, cioè 40% di Carboidrati, 30% di Proteine e 30% di Grassi.

Il significato di 40/30/30

Quindi 40 + 30 + 30 = 100% pari ad 1 blocco (o multipli) e i 3 valori 40, 30 e 30 sono le frazioni, cioè i Miniblocchi o Blocchetti.

In base al contenute energetico di Carboidrati, Proteine e Grassi, poi, affinché la proporzione sia rispettata, basterà consumare 9g. di Carboidrati (1 blocchetto di C) con 7g. di Proteine (1 Blocchetto di P) e 3 g. di Grassi (1 blocchetto di G).

Quindi:

$$1C + 1P + 1G = 1 \text{ Blocco}$$
$$2C + 2P + 2G = 2 \text{ Blocchi}$$
$$3C + 3P + 3G = 3 \text{ Blocchi}$$
$$4C + 4P + 4G = 4 \text{ Blocchi}$$

E così via

Non è difficile, vero?

Diciamo che una donna media necessita di 11 blocchi al giorno ed un uomo medio di 13/14. Sono però solo valori assolutamente indicativi perché l'attività fisica ed altre variabili possono modificare questi valori anche in modo notevole. Ma a quanto cibo reale corrisponde 1 blocco? Per stabilirlo esistono delle semplici tabelle divise per Carboidrati, Proteine, Grassi ed Alimenti a composizione mista.

Più oltre darò alcune precisazioni necessarie.

**MINIBLOCCHI DI PROTEINE
(circa 7 g di proteine ogni dose)
MIGLIOR SCELTA**

CARNI FRESCHE	peso
faraona, pollo, tacchino (petto)	30g.
agnello (coscia e costoletta), struzzo, vitello	35g
CARNI TRASORMATE	peso
bresaola	20g
carne bovina in gelatina (in scatola)	55g
PRODOTTI DELLA PESCA	peso
baccalà secco, caviale	25g
acciuga o alice sott'olio o sotto sale, baccalà ammollato, salmone affumicato, tonno fresco, in salamoia, sott'olio sgocciolato	30g
aringa affumicata e sotto sale, carpa, stoccafisso ammollato, occhiata, orata, salmone in salamoia, sardina, scorfano, sgombro o maccarello in salamoia, storione, filetti di trota di allevamento	35g
salmone fresco, sgombro o maccarello fresco, sogliola, spigola selvatica, suro o sugarello, tinca	40g
aragosta, aringa fresca, pesce gatto, pesce persico, pesce spada, rombo, triglia	45g
anguilla d'allevamento, filetti, seppia, trota	50g
calamaro, capitone	55g
anguilla di fiume, cozze o mitili	60g
vongole	70g
FORMAGGI	peso
fior di latte, mozzarella vaccina,	35g
caciottina fresca,	40g
feta, formaggi light	45g
cacio ricotta di capra	60
ricotta di bufala	65
fiocchi di formaggio magro	70
formaggi cremosi spalmabili light, ricotta di pecora	75
ricotta vaccina	80
UOVA	quantità
albumi	2

MINIBLOCCHI DI PROTEINE
(circa 7 g di proteine ogni dose)
DISCRETA SCELTA

CARNI FRESCHE	peso
fagiano, faraona senza petto, quaglia	30g
bovino magro,capretto, cavallo magro,maiale magro,pollo senza pelle e petto	35g
tacchino senza pelle	40g
CARNI TRASFORMATE	peso
prosciutto crudo e speck sgrassati	25g
prosciutto cotto sgrassato	30g
FORMAGGI (non serve la dose di grassi aggiunti)	peso
grana, parmigiano	20g
caciotta roana, di pecora, groviera, provolone	25g
fontina, scamorza	30g
brie, caciottina vaccina, camembert, gorgonzola, italico, robiola, taleggio	35g
mozzarella di bufala, stracchino	40g
crescenza	45g
UOVA	quantità
intero	1

MINIBLOCCHI DI PROTEINE

(circa 7 g di proteine ogni dose) CATTIVA SCELTA

CARNI FRESCHE (non serve la dose di grassi aggiunti)	peso
frattaglie	30g
agnello senza coscia e costoletta, bovino, maiale e cavallo, tagli grassi, coniglio, coscia, gallina, hamburger, pollo e tacchino con pelle	35g
oca	45g
CARNI TRASFORMATE (non serve la dose di grassi aggiunti)	peso
ciccioli	15
salame	25
coppa parma, pancetta	30
capocollo, zampone precotto	35
cotechino precotto	40
carne bovina pressata in scatola, salsiccia di suino	45
mortadella, wurstel	50
paté di fegato, di coniglio	55
paté di pollo, di prosciutto	60
FORMAGGI (non serve la dose di grassi aggiunti. se ! particolarmente grasso)	peso
caciocavallo,	20
emmenthal, formaggio molle da tavola, latteria, pecorino, pecorino romano e siciliano	25
burrini !, butirro calabro, caciotta mista, caciotta toscana	30
mascarpone !	90
UOVA	quantità
tuorlo	2

MINIBLOCCHI DI GRASSI*

(circa 1,5 g di grassi ogni dose) MIGLIOR SCELTA

***N.B.un miniblocco di grassi è costituito da 3 g.** In

queste tabelle si indicano le dosi dei vari alimenti che contengono in realtà 1,5g di grassi.

Questo è dovuto al fatto che le proteine, anche le più magre, contengono una certa quantità di grassi al loro interno.

Consideriamo quindi queste le dosi di grassi da aggiungere, salvo negli alimenti in cui, consultando la tabella dei miniblocchi di proteine, sia espressamente detto di non aggiungerli.

GRASSI	peso	quantità
olio extravergine d'oliva	1,5g	1/3 cucchiaino
noci secche e di pecan	2g	1
nocciole	2,5g	3
noci fresche	2,5g	1
pistacchi	2,5g	6
anacardi	3g	3
arachidi	3g	6
pinoli	3g	8
mandorle	3g	
olive conservate, olive nere	5g	3
avocado	6g	
olive verdi	10g	3

MINIBLOCCHI DI GRASSI*
(circa 1,5 g di grassi ogni dose)
DISCRETA SCELTA

GRASSI	peso	quantità
maionese light	6g	
olio di arachidi e di sesamo	1,5g	1/3 cucchiaino

MINIBLOCCHI DI GRASSI*
(circa 1,5 g di grassi ogni dose)
Pessima SCELT

GRASSI	peso	quantità
lardo, strutto, altri tipi di olio	1,5g	
burro, maionese, margarina	2g	
panna	4g	

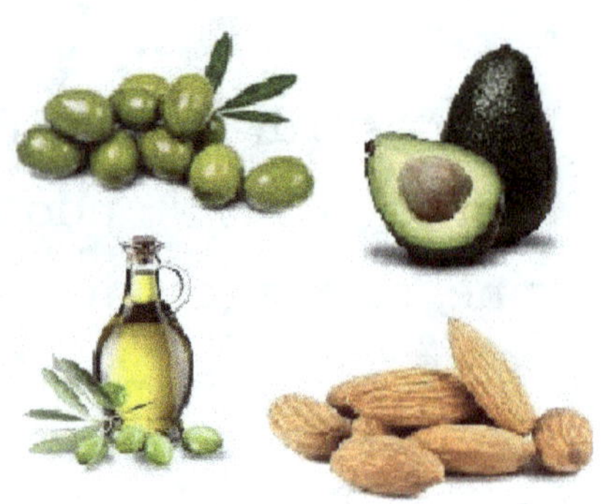

1,5g di Olio d'oliva, 3g di Mandorle, 6g di Avocado, 10g di Olive verdi.
N.B questi valori sono dimezzati rispetto a quelli effettivi di un blocchetto di grassi, perché si presume che dei grassi siano stati già consumati con le proteine

MINIBLOCCHI DI CARBOIDRATI
(circa 9g di carboidrati ogni dose)
MIGLIOR SCELTA

LEGUMI (vedi anche tabella miniblocchi alimenti a composizione mista)	peso crudo	peso cotto
fave e lenticchie secche	15g	40-50g
borlotti, cannellini, ceci, fagioli dall'occhio ed in generale fagioli secchi	20g	50-60g
borlotti freschi	40g	
borlotti in scatola, scolati	55g	
lenticchie in scatola, scolate	60g	
lupini ammollati	125g	
fave fresche	200g	160g
fagiolini	380g	360g
VERDURE. TUBERI, ERBE AROMATICHE	peso crudo	peso cotto
finocchi, fiori di zucca, fungi coltivati, prataioli, insalata, cicoria, lattuga, radicchio verde, tartufo nero	liberi	
conserva di pomodoro	45g	
cipolline	100g	
peperoni gialli e rossi	130g	
peperoni verdi	150g	
cipolle	160g	
menta, porri	170g	
funghi coltivati, pleurotes	200g	
cavolini di Bruxelles	215g	190g
rucola, sedano rapa	230g	
rape	240g	230g
pomodori maturi , tarassaco o dente di leone	250g	
asparagi di campo	270g	
broccolo a testa	290g	
asparagi di serra	300g	290g
passata di pomodori, pomodori da insalata, pomodori San Marzano, succo di pomodori, pomodori pelati, frutto e succo	300g	
spinaci, anche surgelati	300g	260g
bieta o bietola	320g	280g
foglie di rapa	320g	
cavolfiore	330g	300g
indivia	330g	
melanzane	350g	280g
carciofi, cavolo cappuccio verde	360g	270g
sedano	380g	
agretti, verza cappuccio	400g	
cavolo broccolo verde ramoso, cime di rapa	450g	
ravanelli	500g	
cardi	530g	320g
radicchio rosso	550g	
zucchine	640g	600g
funghi coltivati, porcini	900g	

FRUTTA	peso	quantità
litchi, melagrane	50g	
mandarini	50g	1
anona, uva	60g	
mandaranci	70g	1
prugne, prugne rosse	85g	
amarene, ananas	90g	
mele	90g	metà
ciliege	100g	7
clementine, kiwi	100g	1
pere	100g	metà
arance	115g	metà
meloni d'estate, macedonia al naturale	120g	
prugne gialle	125g	
albicocche	130g	
ribes	135g	
lamponi, mele cotogne	140g	
pompelmo	145g	
nespole, pesche	150g	
passiflora	160g	
fragole	170g	
mirtilli	175g	
meloni d'inverno	180g	
babaco	200g	
cocomero	250g	
limoni	400g	
CEREALI	peso crudo	peso cotto
fiocchi d'avena	10g	
farina d'orzo e d'avena	15g	
orzo perlato	15g	60g
avena	20g	50g
orzo mondo	20g	

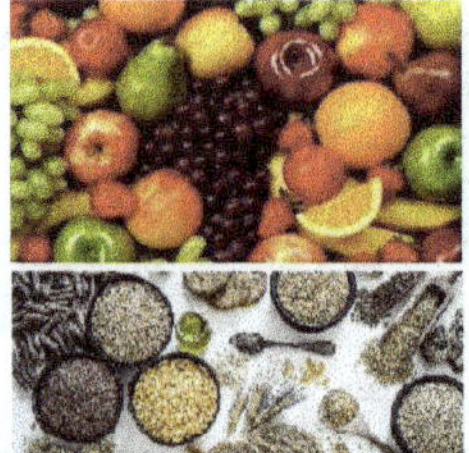

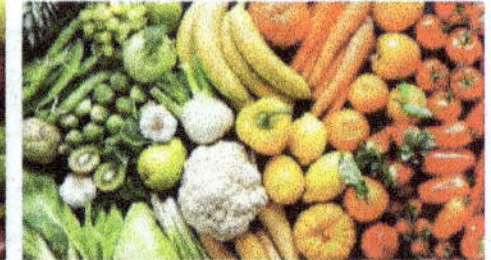

Frutta, verdura
e graminacee
integrali i
carboidrati migliori

MINIBLOCCHI DI CARBOIDRATI
(circa 9g di carboidrati ogni dose)
USARE CON MODERAZIONE: SFAVOREVOLI

LEGUMI	peso crudo	peso cotto
piselli secchi	20g	
piselli in scatola, scolati	80g	
piselli freschi	140g	120g
VERDURE E ORTAGGI	peso crudo	peso cotto
patate	50g	
patatine fritte (tipo chips)		15g
patate fritte		30g
patate arrosto		35g
patate novelle	60g	
granturco (mais) cotto		30g
carote	120g	120g
barbabietola	225g	
zucca gialla	250g	
FRUTTA	peso crudo	
albicocche e pesche disidratate, pere candite, uva secca	10g	
albicocche, castagne, mele, prugne, datteri, fichi (prodotti essiccati), ciliegie candite, disidratate	15g	
castagne	25g	
diosperi o kaki	55g	
banane	60g	
fichi d'india, mango	70g	
fichi freschi	80g	
papaia	130g	
CEREALI E DERIVATI	peso	quantità
cracker salati	10g	2
farina di grano duro, tipo 0 e 00, farina di mais, pasta all'uovo, farina di semola, semola, pasta di semola, riso brillato	10g	
fette biscottate	10g	1
fette biscottate integrali	15g	1
farina di grano duro, farina di segale, farro grissini, pane tipo 0 e 00, pane al latte, all'olio, da toast, riso integrale	15g	
pane di segale, pane integrale	20g	
pasta di semola cotta	30g	
farina di mais cotta	40g	

DOLCI	peso	quantità
zucchero (saccarosio)	8g	
miele	8g	mezzo cucchiaio
biscotti frollini, wafer (non serve la dose di grassi aggiunti)	10g	1
canditi, caramelle dure, caramelle tipo mou, merendine tipo pastafrolla	10g	
crostata confezionata (non serve la dose di grassi aggiunti)	10g	
fruttosio	10g	1 cucchiaino
biscotti integrali, crema di nocciole (non serve la dose di grassi aggiunti)	15g	
crostata, marmellata, merendine tipo pan di Spagna, panettone, pasta di mandorle, savoiardi, torrone alla mandorla,wafer ricoperto di cioccolato	15g	
cornetto (non serve la dose di grassi aggiunti)	15g	mezzo
babà al rum, gelato conf. con biscotto e crema	20g	
cioccolato (non serve la dose di grassi aggiunti)	20g	
croissant, sola pasta (non serve la dose di grassi aggiunti)	25g	
ghiacciolo	25g	
cono gelato, gelato al cacao, alla nocciola, alla panna	30g	
cannoli alla crema (non serve la dose di grassi aggiunti)	40g	
gelato fior di latte	45g	
BEVANDE ED ALCOLICI	peso	
superalcolici	30g	
aperitivi	50g	
aranciata, bibite tipo cola	100g	
vino	120g	
birra	180g	
SUCCHI DI FRUTTA	peso	
succo d'uva	50g	
succo di albicocca e pera	60g	
succo d'arancia	100g	

ALIMENTI A COMPOSIZIONE MISTA
MIGLIOR SCELTA

LATTE E YOGURT	peso	blocchi
latte vaccino fresco ed UHT parzialmente scremati, yogurt bianco magro	200ml	1 completo

SOIA E DERIVATI MIGLIOR SCELTA

SOIA	peso	miniblocchi proteine	miniblocchi carboidrati	miniblocchi grassi
fagioli	40g	2	1	2.5
farina	40g	2	1	3
germogli	300g	2,5	1	1,5
latte (senza zucchero aggiunto)*	240g	1	-	1,5
Yogurt (senza zucchero aggiunto)*	140g	1	0,5	1,5
tempeh*	45g	1	-	1
tofu*	32g	1	-	1,5

*Valori indicativi. I prodotti a base di soia hanno una estrema variabilità nel contenuto di macronutrienti. È importante controllare sempre i valori nutrizionali indicati dalle confezioni.

ALIMENTI A COMPOSIZIONE MISTA
discreta SCELTA

CEREALI E DERIVATI	peso	miniblocchi carboidrati	miniblocchi proteine
germe di grano	15g	1	mezzo
grano duro e tenero, tortellini secchi confezionati	15g	1	un terzo
tortellini freschi confezionati	20	1	un terzo

N.B. le tabelle della dieta Zona, seguite anche da noi, considerano i legumi come carboidrati. in realtà questo non è sempre esatto.

A titolo di esempio riportiamo i valori per 100g dei nutrienti contenuti in alcuni legumi:

Naturalmente la maggior parte degli alimenti hanno una composizione mista anche se, nella maggior parte dei casi, queste differenze hanno scarso significato.

Se si vuole conoscere la composizione esatta di un alimento è possibile consultare il sito dell' *Istituto Nazionale di Ricerca per gli Alimenti e la Nutrizione.*

IL METODO DEL PIATTO

Potrebbe capitare, mangiando fuori casa, di non avere la possibilità di rispettare i quantitativi degli alimenti.

Per questo illustro qui il metodo del piatto, che ci aiuta in queste situazioni.

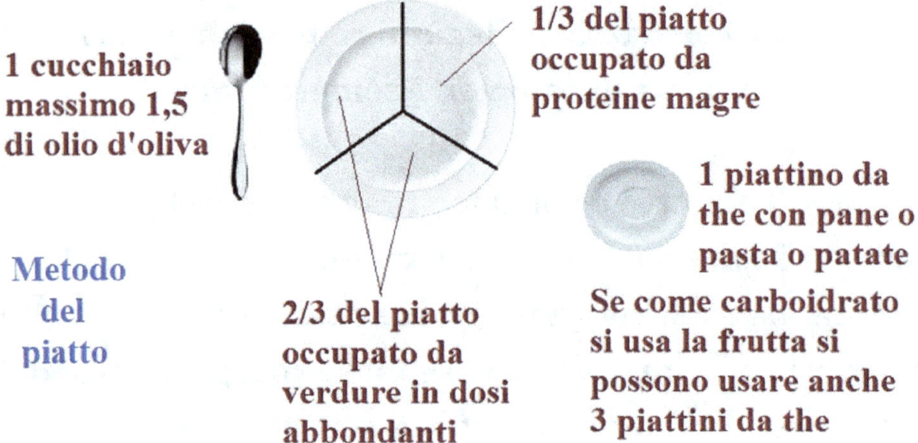

Questo metodo è particolarmente valido per pasti principali di 3/4 blocchi, i più frequenti. È, quindi, un altro modo per avvicinarsi alla Zona mediterranea, sicuramente più semplice di quello dei blocchi anche se forse meno preciso.

Comunque utile per non allontanarsi troppo dalle corrette proporzioni 40/30/30. Lo possiamo chiamare il Metodo del piatto diviso in tre, del piattino e del cucchiaio, sicuramente molto più prossimo alla Dieta Zona della classica alimentazione all'Italiana.

Quindi i due pasti principali, normalmente pranzo e cena, potrebbero essere costituiti come illustrato nella figura.

Non è, lo ripeto, il modo perfetto per essere in Zona, ma sicuramente queste proporzioni sono molto più prossime alla proporzione 40/30/30 del tipico piatto di pasta che molti mangiano a pranzo, credendo di seguire la Dieta Mediterranea.

Naturalmente esistono altri 3 pasti al giorno in cui deve essere mantenuta la proporzione 40/30/30.

RIMANERE IN ZONA I RISULTATI

Rimanendo in ZONA (stile Mediterraneo) ci ritroveremo con maggiore energia, con maggiore capacità di concentrarsi, con un sonno più riposante, con un umore migliore e con migliori difese immunitarie.

Questi sono vantaggi che diventano evidenti solo dopo poche settimane.

Ma a cosa serve questo metodo alimentare e come si ottengono i risultati di breve e lungo periodo?

Serve fondamentalmente a controllare la Glicemia e, quindi, a controllare la produzione dell'Insulina.

E' proprio da questo che nascono i risultati di questo stile

DR. GABRIELE BURACCHI

alimentare e di vita.

IL METODO AD OCCHIO O DELLA MANO

Qui spiego come pesare gli alimenti a "occhio" rimanendo comunque nella nostra **Zona personalizzata.** Grazie a questo metodo sarà possibile a chiunque iniziare da subito questo tipo di alimentazione.

Ovviamente il metodo dei blocchi è più preciso, ma anche il metodo ad occhio o della mano si rivela utile in molte situazioni, come quando ci si trova a mangiare fuori e non si può essere certi dei pesi.

Guardate la vostra mano e precisamente la grandezza del palmo senza le dita: le Pro
teine che vi spettano, almeno ai pasti principali, corrispondono grossomodo a una dose che abbia queste dimensioni (ad esempio un petto di pollo).

Tenete conto anche dello spessore, non solo della superficie della mano.

Siccome dobbiamo consumare assieme i Carboidrati, se decidiamo di usare quelli con Indice Glicemico più elevato, come pane, pasta, riso, patate, basterà chiudere la mano e assumerne una quantità non più grande del vostro pugno.

Se i Carboidrati si assumono sotto forma della maggior parte di verdure e ortaggi

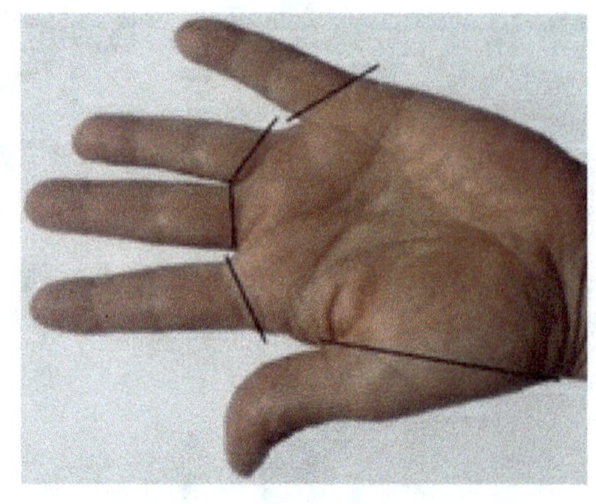

Il palmo per le Proteine

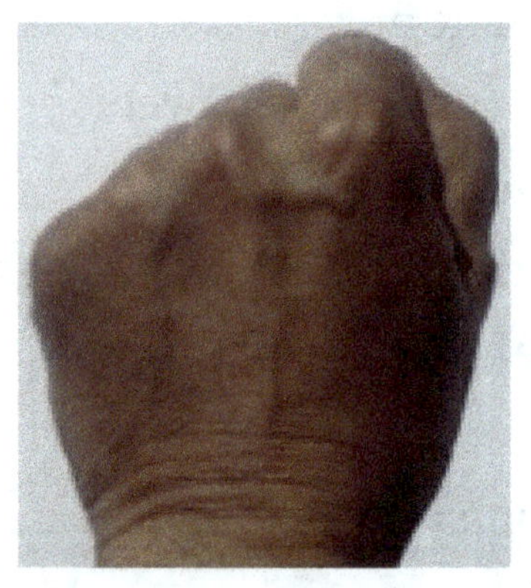

Il pugno per i Carboidrati

(eccetto patate e piselli, ed anche carote e zucca gialla che hanno un indice glicemico più elevato) non sarà necessario pesarli ma si potranno consumare a volontà.

Se si assumono sotto forma di frutta (tranne banane e

kaki che sono da consumare con moderazione) **se ne può tranquillamente consumare un volume parì**

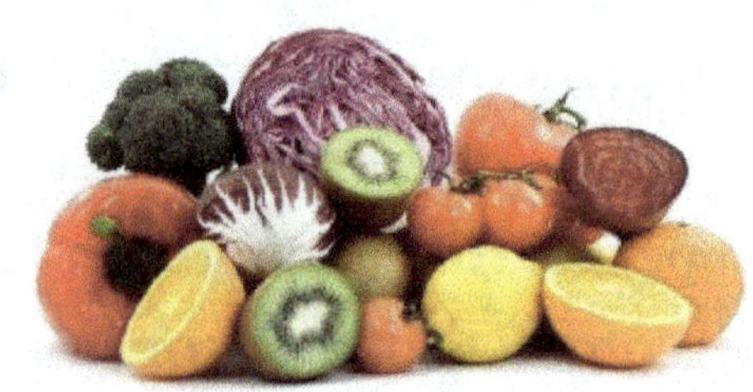

a due dei propri pugni.

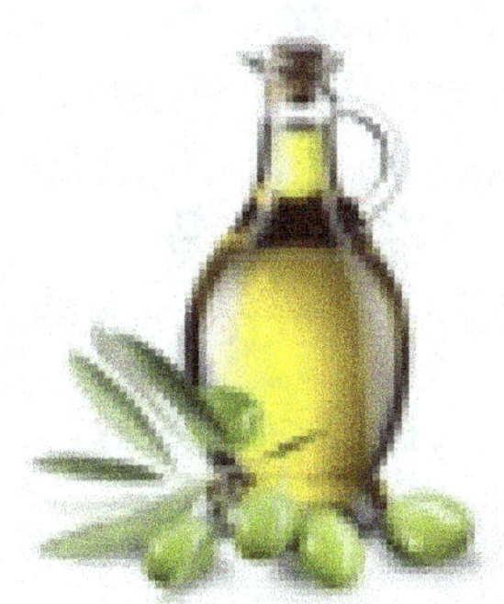

Per quanto riguarda la quota dei Grassi, sarà necessario non effettuare aggiunte se si consumano carni grasse o prodotti conservati sottolio, ma anche molti formaggi presentano lo stesso problema.

Diversamente, sarà opportuno consumarne in quantità limitate, curando di privilegiare l' olio d'oliva o la frutta secca.

Cosa fare con Panini e Pizze.

Se si consumano panini confezionati (come quelli degli Autogrill), di solito è necessario dimezzare la dose del pane.

Se, ad esempio, si consuma una pizza, può bastare seguire un paio di semplici accorgimenti: non consumarne il bordo, cosa che ci consente di ridurre la dose della pasta e consumarne una proteica, ad esempio al prosciutto accompagnandola da un bel piatto di insalata o comunque una dose abbondante di verdure. Miglior soluzione sarebbe consumarne solo mezza con un antipasto di mare ed una insalata.

Ovviamente assieme alle proteine ed a dell'olio d'oliva, c è posto anche per pasta e pane, integrali, ma in dosi minori di quelle cui siamo abituati in Italia.

Le tabelle permettono comunque di conoscere anche le dosi esatte di questi carboidrati.

Ma restano comunque non particolarmente consigliati.

Quando si consumano snack o barrette, fare attenzione che siano prodotti confezionati rispettando i rapporti 40/30/30 tra i nutrienti.

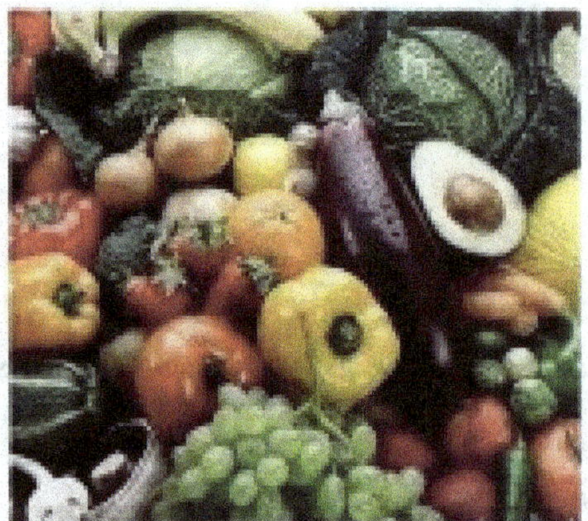

PIRAMIDE ALIMENTARE IN ZONA

La seguente piramide alimentare vuole illustrare in maniera semplice ed immediata come sono classificati i vari alimenti nella Zona da un punto di vista qualitativo.

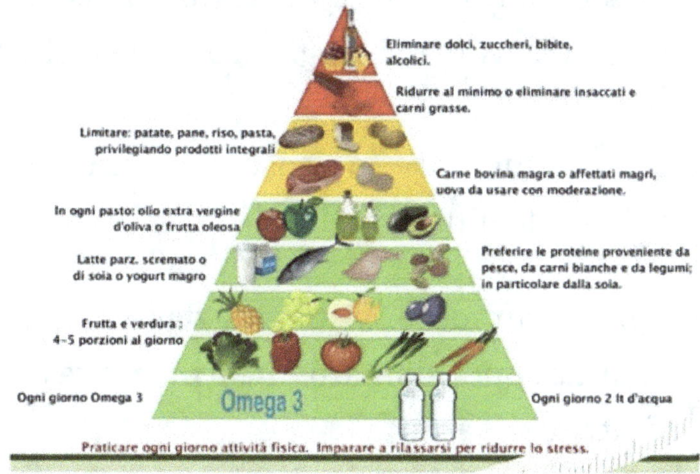

La piramide alimentare
in Zona Mediterranea

Se gli alimenti che consumiamo possono essere suddivisi nelle sette categorie di cui parliamo nell'ultima parte del libro, la frequenza e le quantità con cui i vari alimenti vanno consumati non sono certo uguali tra loro.

Per poter vedere con un colpo d'occhio la frequenza con cui gli alimenti vanno consumati sono state create le piramidi alimentari.

Queste piramidi hanno subìto negli anni una evoluzione in accordo con l'evolversi degli studi scientifici sulla alimentazione.

La piramide alimentare a nostro avviso oggi più attendibile è quella illustrata.

La base della piramide è costituita dagli alimenti che vanno consumati quotidianamente e più volte al giorno, ovvero la frutta e la verdura.

In quantità minori, ma sempre quotidianamente, saranno necessarie le proteine, costituite da carni magre, preferibilmente bianche, da pesce e da legumi.

Anche i grassi vegetali, costituiti da frutti secchi oleaginosi e da olio di oliva dovranno essere assunti ogni giorno, anche se in quantità moderate, dato l'elevato apporto calorico.

Con maggior cautela e parsimonia vanno consumati pane, pasta, riso, patate ma anche la carne bovina, gli affettati magri e le uova.

Sono da evitare i dolci, gli insaccati e i grassi animali e ancor più quelli idrogenati, le bibite gassate, le merendine, i prodotti di Fast Food e gli alcolici.

Nella piramide trova posto, ovviamente, anche l'acqua in quanto questa va consumata ogni giorno, anche più dei due litri consigliati se si è in estate o se facciamo intensa attività fisica. Oltre agli alimenti e all'acqua sarà importante settimanalmente dedicare almeno tre o quattro ore all'attività fisica e al rilassamento.

Se il consumo di pesce azzurro, salmone non di allevamento e frutta secca ma anche olio di lino è scarso, convine ricorrere ad integratori a base di Omega 3.

Naturalmente questa è la dose consigliata per quelle persone che si trovano in condizioni normali di salute, che hanno un'alimentazione equilibrata e a basso Carico Glicemico.

UN GIORNO IN PRATICA PER LA FAMIGLIA IN ZONA

ESEMPIO MENÙ 13 BLOCCHI PER UOMO CHE NON SVOLGE UNA PARTICOLARE ATTIVITÀ FISICA

PRIMA COLAZIONE 3 BLOCCHI

-60g di pane integrale

-90g di tonno o al naturale o sott'olio sgocciolato o salmone affumicato o al naturale o lo stesso peso di affettato magro

SPUNTINO METÀ MATTINA 2 BLOCCHI

-2 frutti a scelta 180-240g

-70g di fior di latte o 90g di formaggi light o 40g di parmigiano

-4/6 mandorle

PRANZO 3 BLOCCHI

Alternative dei carboidrati a scelta.

NB. Le alternative per i Carboidrati e le indicazioni per i grassi valgono anche per la cena.

-50g di pane integrale, o 40g pasta, riso o altra graminacea integrale. Se si usano prodotti raffinati (sconsigliati) ridurre le dosi -scelta peggiore-

oppure

-130g di patate -scelta media-

oppure

-due o più frutti (250/350g di frutta) miglior scelta. -scelta migliore-

In aggiunta, consumare sempre una dose abbondante di verdure (ad eccezione di patate, mais, legumi che rientrano in altre categorie).

NB: insalate, radicchi, finocchi, cetrioli possono essere consumati in quantità illimitate.

Grassi

-1 cucchiaio di olio di oliva a pasto (complessivamente).

Proteine

-90/110g di carne preferibilmente bianca, rossa non oltre la metà delle volte. Preferire tagli magri.

SPUNTINO METÀ POMERIGGIO 2 BLOCCHI

-1 yogurt magro 400g (non alla frutta)

-1 frutto

CENA 3 BLOCCHI

Per quanto riguarda Carboidrati e Grassi vale quanto scritto per il Pranzo

Proteine

-2 uova intere + 2 chiare.

ESEMPIO MENÙ 11 BLOCCHI PER DONNA CHE NON SVOLGE UNA PARTICOLARE ATTIVITÀ FISICA

PRIMA COLAZIONE 3 BLOCCHI

-270-360g di frutta

-100g di fior di latte o 140 di formaggi light o 60 di parmigiano

SPUNTINO METÀ MATTINA 1 BLOCCO

-20g di pane integrale

-30g di tonno al naturale o sott'olio sgocciolato o stesso peso di affettato magro

PRANZO 3 BLOCCHI

Alternative dei carboidrati a scelta NB. Le alternative per i Carboidrati e le indicazioni per i Grassi valgono anche per la cena.

-50g di pane integrale, o 40g pasta, riso o altra graminacea integrale. Se si usano prodotti raffinati (sconsigliati) ridurre le dosi -scelta peggiore-

oppure

-130g di patate -scelta media-

oppure

-due o più frutti (250/350g di frutta) miglior scelta. -scelta migliore-

In aggiunta, consumare sempre una dose abbondante di verdure (ad eccezione di patate, mais, legumi che rientrano in altre categorie).

NB: insalate, radicchi, finocchi, cetrioli possono essere consumati in quantità illimitate.

Grassi

1 cucchiaio di olio di oliva a pasto (complessivamente).

Proteine

Formaggi freschi light:

Alternative

-Fiordilatte e Mozzarella 110g,

-Feta e Formaggi light 140g,

-Ricotta vaccina 240g.

SPUNTINO METÀ POMERIGGIO 1 BLOCCO

-1 prodotto bilanciato 40/30/30 per 1 blocco.

cena 3 blocchi

Per quanto riguarda Carboidrati e Grassi vale quanto scritto per il Pranzo

Proteine

-2 uova intere + 2 chiare.

ESEMPIO MENÙ DA 10
BLOCCHI PER BAMBINO

PRIMA COLAZIONE 2 BLOCCHI

200g di latte p.s. o 200g di yogurt magro

1 prodotto bilanciato 40/30/30 per 1 blocco

SPUNTINO METÀ MATTINA 1 BLOCCO

-20g di pane integrale

-30g di tonno al naturale o sott'olio sgocciolato o stesso peso di affettato magro

PRANZO 3 BLOCCHI

Alternative dei carboidrati a scelta NB. Le alternative per i Carboidrati e le indicazioni per i grassi valgono anche per la cena.

-50g di pane integrale, o 40g pasta, riso o altra graminacea integrale. Se si usano prodotti raffinati (sconsigliati) ridurre le dosi -scelta peggiore-

  oppure

-130g di patate -scelta media-

  oppure

-due o più frutti (250/350g di frutta) miglior scelta. -scelta migliore-

In aggiunta, consumare sempre una dose abbondante

di verdure (ad eccezione di patate, mais, legumi che rientrano in altre categorie).

NB: insalate, radicchi, finocchi, cetrioli possono essere consumati in quantità illimitate.

Grassi

-1 cucchiaio di olio di oliva a pasto (complessivamente).

Proteine

-pesce se fresco o surgelato scongelato 120/140g

SPUNTINO METÀ POMERIGGIO 1 BLOCCO

-1 frutto a scelta 90-120g

-35g di fior di latte o 45g di formaggi light o 20g di parmigiano

-2/3 mandorle

CENA 3 BLOCCHI

Per quanto riguarda Carboidrati e grassi vale quanto scritto per il Pranzo

Proteine

Formaggi stagionati (ridurre la dose di grassi aggiunti).

Alternative

-Fontina e Scamorza 90g,

-Stracchino 120g,

-Groviera 80g,

-Parmigiano e Grana 60g.

N.B. tutti i valori sono assolutamente indicativi e variano in base all'età ed alla attività fisica svolta.

Naturalmente ogni singolo pasto o spuntino è solo uno dei tantissimi pasti che si possono costruire partendo dalle tabelle dei miniblocchi sopra illustrate. Si consiglia anzi di variare il più possibile i menù giornalieri

Non devono essere considerati in maniera rigida. I menù sono considerati per persone che mangiano qualsiasi genere di alimento. ovviamente vanno poi considerate patologie come la celiachia o l'intolleranza al lattosio od altre allergie o intolleranze

Vanno poi considerate anche le preferenze od il rifiuto di certi cibi come nel caso di vegetariani e vegani
per questi consiglio la lettura di: DIETA VEGETARIANA - DIETA VEGANA in ZONA !: Una perfetta integrazione per vivere bene [10]

CONCLUSIONI

Con moltissimi anni di esperienza come Nutrizionista, posso dire che la dieta Zona mediterranea, che uso personalmente e nella mia famiglia, è probabilmente il modo migliore di mangiare sano ed equilibrato.

Oltre a questo il criterio dei Blocchi, base della Zona, aumenta la nostra consapevolezza alimentare, fattore importante per tutti ma soprattutto per i giovani che sviluppano da subito corrette abitudini alimentari che li terranno lontani dal cibo spazzatura sempre più in voga.

Non dimentichiamo mai che la dieta Zona, oltre all'aspetto alimentare trattato in questo libro, consiglia l'attività fisica e l'adozione di tecniche di rilassamento e meditazione, le altre due componenti essenziale di questo stile di vita.

Per approfondire:

DIETA ZONA. Attività fisica [11]

RILASSAMENTO. UNO DEI TRE PILASTRI DELLA DIETA ZONA [12]

IN ZONA IN 6 SETTIMANE

Forse non tutti si sentono in grado di entrare **in Zona** subito e d'altronde è importante rispettare i tempi di ognuno; per non forzare, con il risultato, magari, di abbandonare tutto, proponiamo qui un approccio progressivo che consente di essere **in Zona** in sei settimane:

Prima Settimana

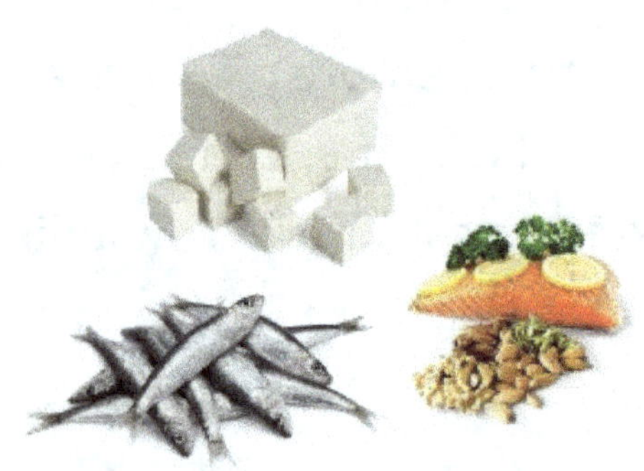

Si comincia con l'eliminare quei cibi che contengono troppi grassi nocivi per il nostro organismo quali le frattaglie, il rosso dell'uovo e i suoi derivati come frittate e maionese, il grasso delle carni rosse.

In Zona in sei settimane. Cosa aggiungere la prima settimana

Si accompagna questo ad **un aumento nel consumo di pesce azzurro o salmone e magari di derivati della soia come il tofu e frutta secca tipo mandorle.**

Se non si consuma abbastanza pesce si aggiunge qualche integratore di acidi grassi "buoni" ossia gli acidi grassi **Omega-3.**

Seconda Settimana

Eliminare progressivamente le bevande dolci come cola, aranciata, tè aromatizzati, aperitivi etc., caramelle e così via.

Vanno ridotti drasticamente dolci, biscotti, gelati e tutti gli altri alimenti ricchi di zuccheri aggiunti.

Da abolire anche le merendine, torroni, canditi e brioche.

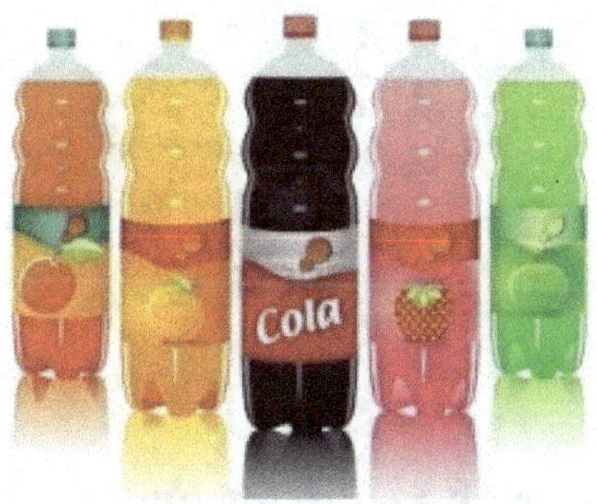

Se si vuole addolcire il caffè si può utilizzare il fruttosio, zucchero derivante dalla frutta, ha un indice glicemico più basso.

Per fare una colazione migliore di quella all'italiana – che non ha nulla a che vedere con la **dieta Mediterranea** – si può consumare una spremuta di agrumi non zuccherata o addolcita con fruttosio, latte o yogurt magri.

Se proprio si vogliono i cereali, usare con moderazione quelli davvero integrali (muesli Alpen), un frutto (tranne la banana) e una bevanda calda come tè o caffè, addolcita con fruttosio se occorre.

Quindi nella seconda settimana si escludono:

le bevande zuccherate e gli aperitivi, lo zucchero, compreso quello di canna, mentre è accettabile il fruttosio, la marmellata zuccherata, le mitiche creme al cacao spalmabili, le caramelle, il torrone e i canditi, le brioche e le merendine.

In pratica si tratta di abolire una buona dose di cibo spazzatura.

Terza Settimana

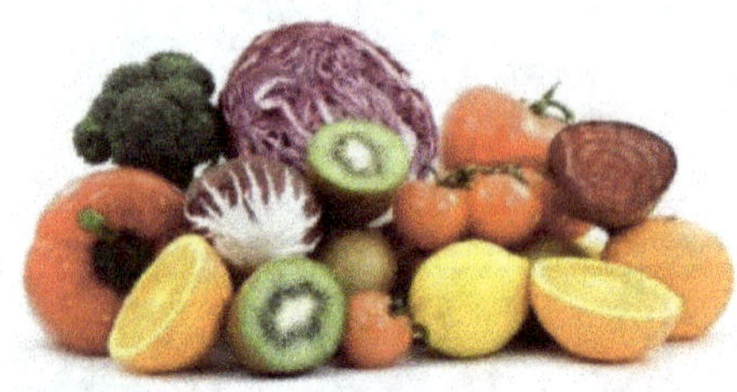

Frutta e Verdura sono i migliori Carboidrati

L' obiettivo è di aumentare il consumo di frutta e verdura. Alcuni tipi di frutta e verdura vanno usati con moderazione per il loro maggior indice glicemico.

Ecco quali assumere senza problemi ed in abbondanza: asparagi, carciofi, cavolfiori, cavoli, cetrioli, cipolle, erbette, finocchi, insalate di tutti i tipi, melanzane; peperoni, pomodori, porri, ravanelli, sedano, spinaci, zucchine.

Verdura da usare con moderazione o, meglio, in sostituzione di pane, pasta etc.: patate, carote, zucca, barbabietole, piselli e mais.

Frutta da preferire: albicocche, amarene, arance, ciliegie, fragole, lamponi, limoni, kiwi, mandarini, mele, mirtilli, pere, pesche, pompelmi, prugne fresche.

Frutta da ridurre, consultando le tabelle con attenzione: banane, datteri, uva, fichi, prugne secche, uva passa,

Eliminare: tutta la frutta sciroppata, tutti i succhi di frutta.

Quarta settimana

In questa settimana abbiamo 2 obiettivi, cioè fare almeno

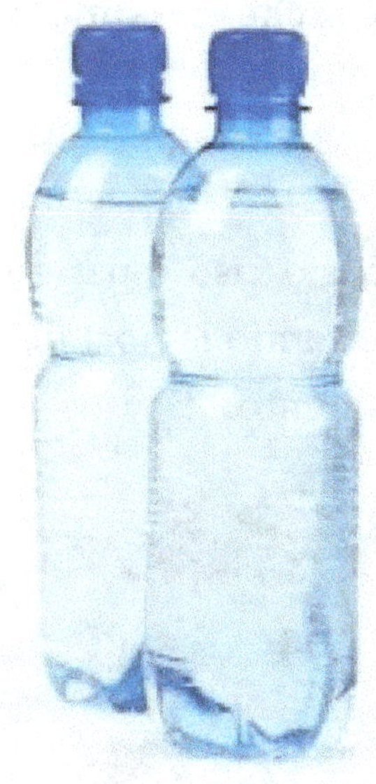

5 pasti al giorno: **la prima colazione, il pranzo, la cena e due spuntini, uno a metà mattinata ed uno a metà pomeriggio.**

Eventualmente anche uno la sera prima di coricarsi se tra la cena e l'ora in cui si va a dormire passano più di 3 ore.

Nella prima colazione e nei due spuntini seguire i criteri della **dieta a Zona**.

Se si beve poca acqua, come spesso avviene, l'altro obiettivo di questa settimana è di **aumentare la quantità di acqua che si assume quotidianamente.** Questo significa non meno di 8 bicchieri al giorno, cioè 2 – 2,5 litri.

Quinta settimana

L'obiettivo di questa settimana è di consumare sistematicamente, anche nei due pasti principali, le proteine in maniera corretta dal punto di vista della qualità e della quantità.

Gli alimenti da preferire sono: il pesce di tutti i tipi, pollo e tacchino parti magre, se gradito manzo magro, formaggi magri e

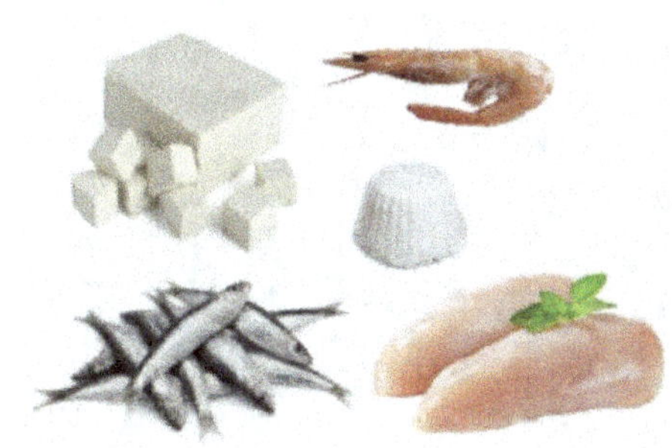

Proteine magre

chiara d'uovo.

Se si è **Vegani la scelta è più semplice dato che soia e lupino non presentano particolari problemi**.

Le dosi sono ovviamente in funzione dei blocchi che si hanno o seguendo le indicazioni del **metodo "a occhio"**.

Sesta settimana

Ci siamo quasi. Se avete usato ancora pane, pasta riso e patate come fonte principale di Carboidrati, pur rispettando le dosi dei Blocchetti, è il momento di fare l'ultimo cambiamento.

Almeno nella metà dei pasti, o anche di più, utilizziamo la frutta come fonte di carboidrati o almeno come fonte principale. Seguendo questo semplice schema in 6 settimane, sarà molto semplice entrare in zona, praticamente senza accorgersene.

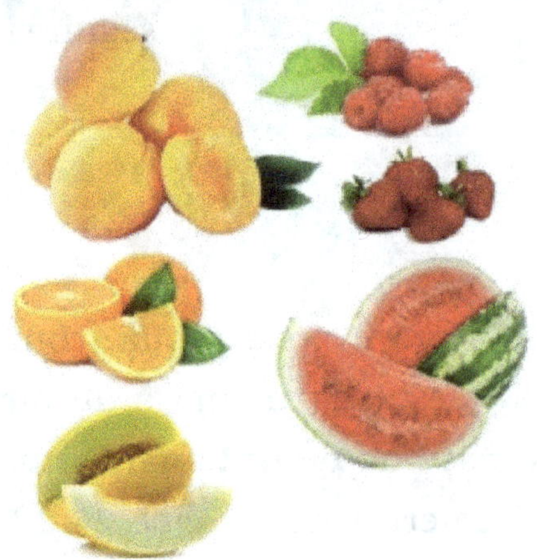

GLI ALIMENTI, GRUPPO PER GRUPPO

L'Educazione Alimentare:

"è un processo di informazione ed educazione volto al miglioramento dello stato di nutrizione degli individui"

Come dice l'Organizzazione Mondiale della Salute.

Scopo di questo libro, infatti, è proprio la promozione di sane abitudini alimentari, attraverso l'informazione e quindi l'educazione.

Per migliorare il nostro stato di nutrizione, tuttavia, oltre all'informazione generale è necessario promuovere l'adozione di semplici ma fondamentali comportamenti che devono divenire sempre più automatici, quali:

--manipolare gli alimenti sotto stretto controllo igienico

--utilizzare le risorse alimentari in modo efficiente

--utilizzare il più possibile alimenti freschi

--utilizzare il meno possibile alimenti manipolati e raffinati

--consumare questi stessi alimenti, specialmente quando si tratta di frutta e verdura, nella loro stagione e, quando possibile, provenienti da località non troppo

lontane.

Fondamentalmente possiamo raccogliere tutti i tipi di alimenti in **7 gruppi**, all'interno dei quali esiste una certa omogeneità nutrizionale.

Nessun alimento contiene tutti i nutrienti di cui l'organismo ha bisogno, pertanto solo una scelta costantemente diversificata assicura la completezza dell'alimentazione.

È necessario, inoltre, evitare o comunque ridurre il rischio di ingerire sostanze potenzialmente tossiche, come additivi o pesticidi spesso presenti negli alimenti, i quali possono risultare nocivi se assunti in modo continuativo.

Per lo stesso motivo è anche importante impiegare diversi metodi di cottura, non dimenticando l'importanza delle verdure crude e della frutta, nonché dell'alternanza stagionale.

Se capita di utilizzare cibi conservati, è meglio privilegiare quelli trattati con tecniche *"dolci"*, come surgelazione, pastorizzazione e liofilizzazione.

Non dobbiamo infine dimenticare che anche l'acqua è un alimento e che, come abbiamo già detto, ne dovremmo bere almeno 2 litri al giorno.

I gruppo: Alimenti di origine animale.

Carni, pesci e uova Fornisce aminoacidi essenziali che servono per costruire muscoli, cervello e le altre strutture del corpo.

Comprende: carni e frattaglie di bovini, equini, ovini, suini, il pollame e la selvaggina, ma anche prosciutti, salami e insaccati vari.

Questi alimenti forniscono principalmente proteine di elevato valore biologico, ferro, vitamine del gruppo A e B, oltre a grassi saturi in misura variabile.

Purtroppo le carni grasse, alcune frattaglie, salumi, insaccati e tuorlo d'uovo contengono in quantità elevate l'acido arachidonico (AA), un acido grasso essenziale alla nostra vita ma anche incredibilmente pericoloso se consumato in eccesso.

Basti dire che se si iniettano in animali da laboratorio anche grosse quantità di altri acidi grassi non si hanno conseguenze, mentre se si inietta acido arachidonico si ha la morte in breve tempo. Pollo, tacchino, coniglio e pesce sono in genere più magri e contengono meno grassi saturi, quindi meno acido arachidonico.

Sono pertanto da preferire.

È consigliabile limitare il consumo di carni grasse e insaccati, limitando l'assunzione di uova a non oltre due a settimana.

In questa categoria l'alimento migliore è senz'altro il pesce, ricco di altri acidi grassi essenziali come gli Omega-3.

Non dobbiamo tuttavia mai dimenticare che esistono anche altre vie per assumere aminoacidi essenziali, ovvero i legumi, i quali non apportano grassi animali.

Il gruppo: latte e derivati

Aiuta la crescita ossea. Comprende: latte intero o scremato, yogurt, ricotta e formaggi.

Sono alimenti importanti per l'apporto di calcio e proteine di alto valore biologico.

Forniscono inoltre vitamine A, B, D e lipidi prevalentemente saturi.

La ricchezza di grassi di molti formaggi, tuttavia, porta a sconsigliarne un uso eccessivo.

Sarà quindi opportuno, per non rinunciare a questi alimenti, scegliere i formaggi meno grassi o ridurre le porzioni di quelli ad alto tenore di lipidi.

Da non dimenticare la ricotta, ricca di proteine e non troppo grassa.

Molte persone accusano difficoltà più o meno marcate a digerirne i latticini, in questi casi si possono utilizzare come validi sostituti a base di soia.

III gruppo: cereali e patate

L'uso di prodotti integrali può dare un discreto apporto di fibre che migliorano il transito intestinale.

Comprende: tutte le graminacee alimentari come frumento, riso, orzo, mais, avena, miglio, grano saraceno, ma anche patate e loro derivati (come farine, pane, pasta, gnocchi, eccetera).

Sono un'ottima fonte di glucidi complessi (amido) e proteine, anche se di scarso valore biologico.

Dobbiamo tenere presente che le vitamine del gruppo B e la fibra alimentare sono presenti soprattutto nei prodotti integrati.

Forniscono all'organismo energia a basso costo, ma, specialmente nel caso dei prodotti raffinati, finiscono con il produrre Carichi Glicemici eccessivi.

Sarà bene quindi consumare questi prodotti sempre con moderazione, e sempre in compagnia della giusta dose di proteine.

Consumando insieme con essi anche verdure, se ne abbassa l'Indice Glicemico.

Le proteine dei cereali, se consumate assieme a quelle delle leguminose, magari con l'aggiunta di piccole quantità di formaggi, consentono un apporto proteico di alto valore biologico che può anche sostituire quello del gruppo I.

IV gruppo: leguminose

Assieme al gruppo VI e VII contiene vitamine, sali minerali, antiossidanti, fibre, aminoacidi. Comprende: soia, fagioli, lenticchie, ceci, piselli, fave, cicerchie e lupini.

Le leguminose forniscono proteine di discreto valore biologico, carboidrati complessi (amido), vitamine del gruppo B, ferro, calcio e fibra alimentare.

Si sfruttano al meglio le proteine in esse contenute consumandole in associazione ai cereali.

I legumi cotti e germogliati sono più digeribili di quelli crudi, ma se vengono introdotti in quantità elevate possono presentare il problema del meteorismo (fermentazioni anomale con produzione di gas intestinali).

Dal dopoguerra in poi il consumo di questi importanti alimenti è fortemente diminuito.

Per questo motivo sono da incoraggiare i piatti della cucina tradizionale, quali pasta e fagioli, pasta e ceci, riso e piselli, polenta e lenticchie, che offrono una valida alternativa al consumo eccessivo di carni e formaggi, consentendo tra l'altro di ridurre l'apporto lipidico e di aumentare l'assunzione di fibre.

È da tenere presente, infine, che i legumi, in particolare la soia, contengono fitoestrogeni, utili alle donne in menopausa.

V gruppo: oli e grassi

Fornisce molta energia; alcuni grassi come l'olio d'oliva o l'olio di pesce contengono gli indispensabili Omega-3.

Gli oli e i grassi forniscono lipidi e vitamine liposolubili (A, D, E).

Sono i principi nutritivi che di gran lunga forniscono il più alto apporto energetico.

Ogni grammo di lipidi, ad esempio, fornisce 9 chilocalorie, mentre la stessa quantità di carboidrati ne fornisce 4.

È quindi preferibile contenerne il consumo, privilegiando i grassi di origine vegetale, in particolare l'olio di oliva extravergine.

Di particolare valore biologico sono gli acidi grassi della serie Omega-3 che si ritrovano anche in molti frutti secchi.

VI gruppo: ortaggi e frutta

Fornisce antiossidanti e vitamine varie, in particolare la vitamina A.

Comprende: **i vegetali di colore giallo-arancione e a foglia verde scura,** carote, albicocche, meloni, zucche, pesche, cachi, peperoni, spinaci, bietole, broccoli, cicoria, lattuga, indivia, radicchio.

Forniscono β-carotene (pro-vitamina A) e altre vitamine, ma anche sali minerali, fibra alimentare, acqua e zuccheri.

La vitamina A svolge un'azione protettiva ed è indispensabile nel meccanismo della visione, mentre la fibra alimentare è un fattore essenziale nel regolare funzionamento dell'intestino.

È quindi molto importante che questi alimenti siano non solo sempre ampiamente presenti nella nostra alimentazione ma che ne costituiscano la parte principale.

VII gruppo: ortaggi e frutta

Fornisce antiossidanti e vitamine varie, in particolare la vitamina C.

Comprende: **i vegetali di colore rosso ma anche verde, bianco e violetto.**

Troviamo in questo gruppo: pomodori, peperoni, cavoli e broccoli, agrumi, ananas, fragole, kiwi e lamponi.

Apportano sali minerali, fibra alimentare, acqua e zuccheri, oltre alla vitamina C, che svolge funzioni di antiossidante, facilita l'assorbimento del ferro e mantiene l'integrità dei capillari.

Anche questi alimenti, al pari di quelli del gruppo VI, dovrebbero essere la base della nostra alimentazione.

RICETTE IN ZONA

Presento qui solo alcune semplici ma gustose ricette in Zona.

Crêpes salate

Ingredienti per una persona (3 bocchi):
--100 ml latte parzialmente scremato, 1 uovo, 40 g farina d'avena, 30 g prosciutto cotto, 40 g ricotta, 2 cucchiaini di olio extravergine d'oliva, qualche foglia di insalata per guarnire, sale, pepe ed erba cipollina q.b.

Preparazione: Unire l'uovo sbattendolo con la farina ed aggiungere il latte un poco alla volta. Si unge con un cucchiaino d'olio la padella antiaderente poi si versa metà del composto preparato facendo cuocere a fiamma bassa fino a quando non inizia a rapprendersi.

Girare la crepe, far dorare l'altro lato e metterla sul piatto. Con l'altra metà del composto si fa lo stesso. In una ciotola si unisce la ricotta con l'erba cipollina tritata, e si da sale e pepe. Si farciscono le crepe con l'insalata, il prosciutto, la ricotta.

Piatto unico al riso

Ingredienti per 4 persone, 3 blocchi:

120 g riso, 180g mela sbucciata, 28 ml vino bianco, 65 g formaggio morbido da spalmare, 30 g bresaola, 175 g prosciutto crudo magro, 10 g olio extravergine d'oliva, brodo vegetale Q.b., 63 g Parmigiano Reggiano o Grana Padano grattugiato

Preparazione: Si cuoce il riso al dente in acqua abbondante non salata. Si trita la bresaola e il prosciutto crudo. Si taglia la mela a cubetti versandola in un pentolino. Si bagna con il vino ed un mestolo di brodo, fare sobbollire dolcemente per 5 minuti.

Si fa insaporire in una padella antiaderente la bresaola, il prosciutto e la mela con il suo liquido di cottura e l'olio.

Si scola il riso versandolo poi nella padella e si aggiunge il formaggio morbido e il parmigiano, rimettendo poi la padella su fuoco basso e mescolare. Si versa in una zuppiera riscaldata, servendo caldo.

Ricetta vegana con la quinoa

Ingredienti per 1 persona 3 blocchi

60 g fagioli di soia, 15 g quinoa, 150 g pomodorini, Spezie: curcuma, timo, paprika, pepe, sale q.b.

Preparazione: cuocere i fagioli in acqua bollente, scolare e frullare. Aggiungere sale,pepe, timo. Aggiungere la quinoa, precedentemente cotta e insaporita con la curcuma, amalgamare il tutto formando con il composto ottenuto delle polpette. Le polpette vanno cotte in una padella antiaderente già scaldata. Spolverare con paprika e servire con i pomodorini tagliati a metà.

Fragole con cioccolato

Ingredienti per 1 persona , 1 blocco

70 g di fragole, 20 g di bresaola, 5 g di pane di segale, 3 g di cioccolato fondente (80% di cacao)

Preparazione

Mettere il cioccolato in una ciotolina, fare sciogliere il cioccolato a calore moderato.

Immergete nel cioccolato le fragole, infilzandole in uno spiedino.

Aspettare qualche minuto che il cioccolato si solidifichi.

Servire a parte con della bresaola e del pane di segale.

Puoi trovare notizie su come organizzare i pasti ed anche ricette per Paleo Zona, per Detox Zona sul mio

sito a partire da qui:

https://dietazonaonline.com/
zona-ricette-pratica-1

APPENDICE

COME FUNZIONA LA DIETA ZONA?

La dieta Zona afferma di ottimizzare gli ormoni per consentire al tuo corpo di entrare in uno stato chiamato "la zona".

È qui che il corpo è ottimizzato per controllare l'infiammazione grazie alla dieta.

I vantaggi dell'essere nella "Zona" sono:

-Perdere grasso corporeo se in eccesso

-Mantenere il benessere in età avanzata

-Rallentare il tasso di invecchiamento

-Eseguire meglio e pensare più velocemente

Il Dr. Sears consiglia di testare tre valori del sangue per determinare se ci si trova nella "Zona".

RAPPORTO TG/HDL

Questo è il rapporto tra i grassi "cattivi" noti come trigliceridi e il colesterolo HDL "buono" nel sangue. Un valore più basso significa che hai più colesterolo buono, che è più sano.

La Dieta Zona consiglia meno di 1 come buon valore, che è basso. Un numero elevato per il rapporto TG/HDL aumenta il rischio di malattie cardiache [13].

RAPPORTO AA/EPA

Questo è il rapporto tra grassi omega-6 e omega-3 nel corpo. Un valore inferiore significa che ci sono più grassi omega-3 nel sangue, fattore antinfiammatorio.

La dieta a zona raccomanda un valore compreso tra 1,5 e 3.

Un numero elevato per il rapporto AA/EPA è collegato a un rischio più elevato di depressione, obesità e altre malattie croniche [14],[15].

HBA1C, NOTO ANCHE COME EMOGLOBINA GLICATA

Questo è un indicatore dei livelli medi di zucchero nel sangue nei tre mesi precedenti. Un valore più basso significa che si ha meno zucchero nel sangue.

La Dieta Zona consiglia un valore inferiore al 5%. Un HbA1c più elevato è collegato a un rischio più elevato di diabete [16].

CHI SONO IO

Sono un Nutrizionista ed uno Psicologo.

Ho lavorato per oltre 30 anni in vari ambulatori della Toscana nel settore nutrizione, anche con persone con Disturbi del Comportamento Alimentare.

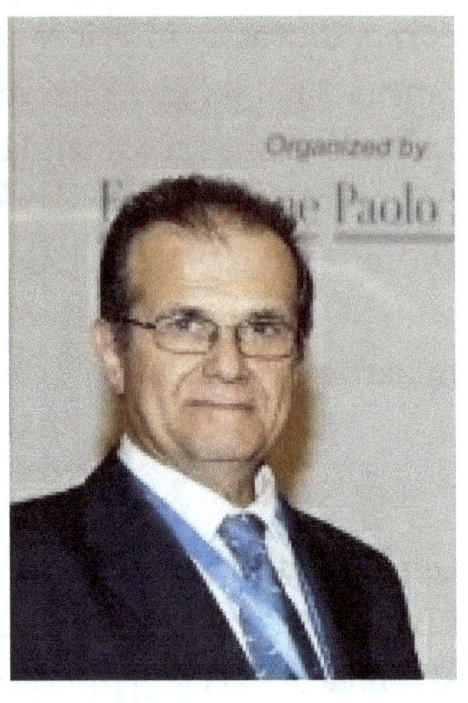

Sono stato professore a contratto presso la Facoltà di Medicina dell'Università di Pisa d in altre.

Continuo ad effettuare consulenze online tramite il mio sito:

www.dietazonaonline.com

Per saperne più su di me puoi andare al mio curriculum https://dietazonaonline.com/curriculum-vitae-dott-buracchi

Se vuoi mi puoi scrivere a g.buracchi@gmail.com

Se ti interessano altri miei libri di alimentazione, salute naturale, psicologia e romanzi mi trovi su Amazon

https://www.amazon.it/s?k=gabriele+buracchi

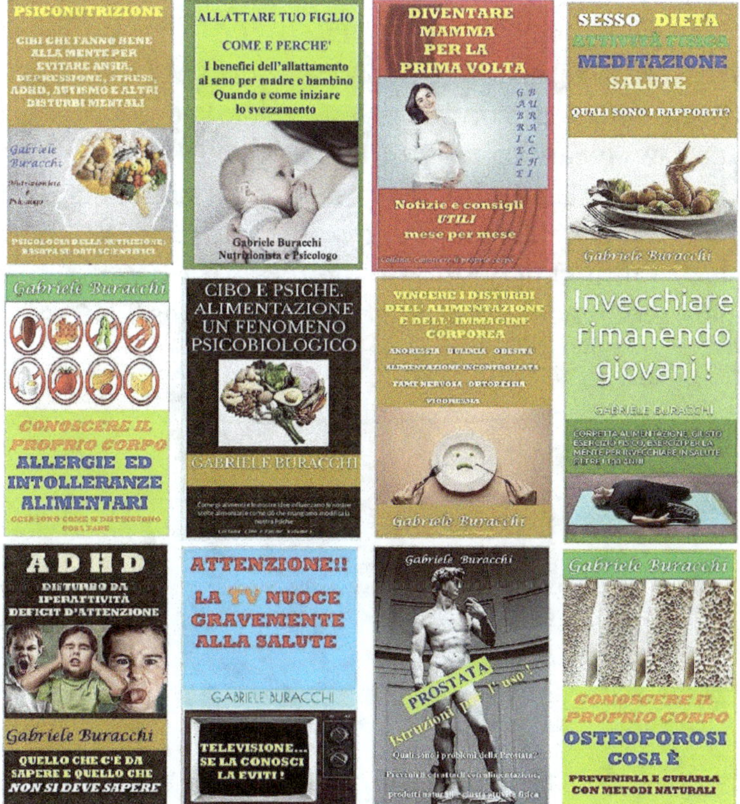

BIBLIOGRAFIA

[1] https://dietazonaonline.com/

[2] https://dietazonaonline.com/barry-sears-padre-della-zona

[3] https://dietazonaonline.com/scegliere-gli-alimenti-in-base-allindice-glicemico

[4] https://dietazonaonline.com/carico-glicemico

[5] https://dietazonaonline.com/dieta-antinfiammatoria-come-ridurre-linfiammazione-in-modo-naturale

[6] https://dietazonaonline.com/come-pesare-gli-alimenti-a-occhio

[7] https://dietazonaonline.com/4509-2

[8] https://www.amazon.it/dp/B0BYPCJ18M

[9] https://www.amazon.it/dp/B0BC69J7CC

[10] https://www.amazon.it/dp/B0BCG5QXXM

[11] https://www.amazon.it/dp/B0BCZ9M5W6

[12] https://www.amazon.it/dp/B0BDKVMFDK

[13] https://www.ncbi.nlm.nih.gov/pmc/articles/PMC2664115/

[14] https://www.ncbi.nlm.nih.gov/pmc/articles/PMC4808858/

[15] https://pubmed.ncbi.nlm.nih.gov/18408140/

[16] https://www.ncbi.nlm.nih.gov/pmc/articles/PMC1492588